Vaibhav Parouha

Ensaios clínicos baseados em Inteligência Artificial

Vaibhav Parouha

Ensaios clínicos baseados em Inteligência Artificial

Dos dados à descoberta: IA nos ensaios clínicos

ScienciaScripts

Imprint

Cover image: www.ingimage.com

This book is a translation from the original published under ISBN 978-620-6-77388-7.

Publisher:
Sciencia Scripts
is a trademark of
Dodo Books Indian Ocean Ltd. and OmniScriptum S.R.L publishing group

120 High Road, East Finchley, London, N2 9ED, United Kingdom
Str. Armeneasca 28/1, office 1, Chisinau MD-2012, Republic of Moldova, Europe
Printed at: see last page
ISBN: 978-620-8-03898-4

ÍNDICE

Introdução ... 2
Capítulo 1: Noções básicas sobre ensaios clínicos ... 4
Capítulo 2: Introdução à Inteligência Artificial ... 8
Capítulo 3: IA nos ensaios clínicos ... 11
Capítulo 4: Melhorar a conceção de ensaios com IA ... 15
Capítulo 5: IA na monitorização e conformidade ... 19
Capítulo 6: Considerações éticas e regulamentares ... 24
Capítulo 7: Estudos de caso ... 28
Capítulo 8: O futuro da IA nos ensaios clínicos ... 32
Conclusão ... 36

Introdução

O que são ensaios clínicos?

Os ensaios clínicos são estudos de investigação realizados em pessoas com o objetivo de avaliar uma intervenção médica, cirúrgica ou comportamental. São a principal forma de os investigadores determinarem se um novo tratamento, como um novo medicamento, dieta ou dispositivo médico (por exemplo, um pacemaker), é seguro e eficaz nas pessoas. Muitas vezes, os ensaios clínicos são utilizados para saber se um novo tratamento é mais eficaz e/ou tem menos efeitos secundários nocivos do que o tratamento padrão.

Os ensaios clínicos são cruciais para o avanço dos conhecimentos médicos e dos cuidados de saúde prestados aos doentes. Ajudam a traduzir a investigação básica (efectuada em laboratórios) em novos tratamentos e informações que beneficiam os doentes. Também nos ajudam a compreender e a comparar os efeitos de diferentes tratamentos para a mesma doença. Por exemplo, um ensaio clínico pode comparar um novo medicamento com um placebo ou com o tratamento padrão para ver se o novo medicamento é mais eficaz ou tem menos efeitos secundários.

O papel da Inteligência Artificial (IA) nos cuidados de saúde

A Inteligência Artificial (IA) refere-se à simulação da inteligência humana em máquinas que são programadas para pensar como os humanos e imitar as suas acções. O termo também pode ser aplicado a qualquer máquina que apresente caraterísticas associadas a uma mente humana, como a aprendizagem e a resolução de problemas.

A IA nos cuidados de saúde surgiu como uma ferramenta poderosa, com um impacto significativo em vários aspectos da área médica. Desde a análise preditiva e o diagnóstico até aos planos de tratamento personalizados e às cirurgias robóticas, a IA está a transformar os cuidados de saúde. Uma das aplicações mais promissoras da IA nos cuidados de saúde é no domínio dos ensaios clínicos.

A IA pode melhorar os ensaios clínicos, melhorando a conceção, acelerando o processo de recrutamento e assegurando uma melhor conformidade e gestão de dados. Pode analisar grandes quantidades de dados muito mais rapidamente do que os humanos, identificar padrões e fornecer informações que podem ajudar a tomar melhores decisões. A IA também pode ajudar a identificar os doentes certos para os ensaios, a prever resultados e a monitorizar os doentes de forma mais eficaz durante o período de ensaio.

Capítulo 1: Noções básicas sobre ensaios clínicos

Fases dos ensaios clínicos

Os ensaios clínicos são normalmente realizados em quatro fases principais, cada uma com o seu objetivo e conceção específicos:

1. **Fase I**:
   - **Objetivo**: Avaliar a segurança, a tolerabilidade, a farmacocinética e a farmacodinâmica de um medicamento.
   - **Participantes**: Um pequeno grupo de voluntários saudáveis (20-100).
   - **Processo**: Esta fase centra-se na compreensão da forma como o medicamento é absorvido, distribuído, metabolizado e excretado nos seres humanos. Também identifica os efeitos secundários associados ao aumento das doses.
2. **Fase II**:
   - **Objetivo**: Avaliar a eficácia e os efeitos secundários do medicamento.
   - **Participantes**: Um grupo maior de doentes (100-300) que sofrem da doença que o medicamento se destina a tratar.
   - **Processo**: Esta fase consiste em determinar a dose óptima e em avaliar melhor a segurança do medicamento. O objetivo é obter dados preliminares sobre se o medicamento funciona em pessoas que têm uma determinada doença ou condição.
3. **Fase III**:
   - **Objetivo**: Confirmar a eficácia do medicamento, monitorizar os efeitos secundários, compará-lo com os tratamentos habitualmente utilizados e recolher informações que permitam uma utilização segura do medicamento.
   - **Participantes**: Um grande grupo de pacientes (1.000-3.000).
   - **Processo**: Estes estudos são efectuados em diferentes

populações, em diferentes dosagens e utilizando o medicamento em combinação com outros medicamentos. Proporcionam uma compreensão mais completa da eficácia do medicamento e dos seus potenciais efeitos secundários.

4. **Fase IV**:
   - **Objetivo**: Recolher informações adicionais sobre os efeitos a longo prazo do medicamento e o seu desempenho na população em geral.
   - **Participantes**: Várias populações que utilizam o medicamento depois de este ter sido comercializado.
   - **Processo**: Estudos pós-comercialização para delinear informações adicionais, incluindo os riscos, benefícios e utilização óptima do medicamento.

Conceção e metodologia

A conceção e a metodologia dos ensaios clínicos são fundamentais para garantir que os resultados são fiáveis e podem ser utilizados para tomar decisões médicas informadas. Eis alguns elementos-chave:

1. **Ensaios clínicos aleatórios controlados (RCTs)**:
   - Considerado o padrão de ouro em ensaios clínicos.
   - Os participantes são distribuídos aleatoriamente pelo grupo de tratamento ou pelo grupo de controlo (que recebe um placebo ou um tratamento padrão).
   - A aleatorização ajuda a eliminar preconceitos e garante que os dois grupos são comparáveis.
2. **Cegamento e Duplo Cegamento**:
   - **Simples-cego**: Os participantes não sabem se estão a receber o tratamento experimental ou um placebo, mas os investigadores sabem.
   - **Duplamente cego**: Nem os participantes nem os investigadores

sabem quem está a receber o tratamento experimental. Isto ajuda a evitar enviesamentos nos processos de tratamento e avaliação.

3. **Estudos controlados por placebo**:
   - Os participantes no grupo de controlo recebem um placebo, que é uma substância inativa que se assemelha ao tratamento que está a ser testado.
   - Isto ajuda a determinar se os efeitos observados se devem ao próprio tratamento e não a outros factores.
4. **Estudos cruzados**:
   - Os participantes recebem o tratamento e o placebo numa ordem sequencial, separados por um período de washout para eliminar os efeitos do primeiro tratamento.
   - Cada participante serve como seu próprio controlo, o que pode reduzir a variabilidade dos resultados.
5. **Estudos observacionais**:
   - Ao contrário dos ensaios clínicos aleatórios, os estudos observacionais não envolvem intervenções. Em vez disso, os investigadores observam os efeitos de um tratamento ou condição ao longo do tempo.
   - Estes estudos podem fornecer dados valiosos sobre o mundo real, mas são mais propensos a enviesamentos e factores de confusão.

Ao compreender estas fases e metodologias, os investigadores podem conceber ensaios clínicos robustos que produzam resultados fiáveis e aplicáveis. A integração da IA nestes processos, como iremos explorar nos capítulos seguintes, oferece oportunidades significativas para aumentar a eficiência e a precisão.

Capítulo 2: Introdução à Inteligência Artificial

O que é a IA?

A Inteligência Artificial (IA) refere-se à simulação de processos de inteligência humana por máquinas, especialmente sistemas informáticos. Estes processos incluem a aprendizagem (a aquisição de informação e de regras de utilização da informação), o raciocínio (a utilização de regras para chegar a conclusões aproximadas ou definitivas) e a auto-correção. A IA pode ser classificada em dois tipos:

1. **IA estreita**:
   - Também conhecida como IA fraca, este tipo de IA é concebido e treinado para uma tarefa específica.
   - Os exemplos incluem assistentes pessoais virtuais como o Siri da Apple e o Alexa da Amazon, bem como algoritmos de recomendação utilizados por serviços de streaming como o Netflix.
2. **IA geral**:
   - Também conhecida como IA forte, este tipo de IA possui a capacidade de efetuar qualquer tarefa intelectual que um humano possa efetuar.
   - o seu objetivo é reproduzir as capacidades cognitivas humanas, mas é ainda em grande parte teórico e ainda não foi concretizado na prática.

A evolução da IA tem sido impulsionada pelos avanços na capacidade de computação, pela disponibilidade de grandes conjuntos de dados e por inovações nos algoritmos. As tecnologias de IA estão agora a ser integradas numa vasta gama de indústrias, incluindo a dos cuidados de saúde, onde estão preparadas para revolucionar os ensaios clínicos.

Aprendizagem automática e aprendizagem profunda

A aprendizagem automática (ML) e a aprendizagem profunda (DL) são subconjuntos da IA que desempenham um papel crucial na sua funcionalidade e aplicações.

1. **Aprendizagem automática (ML)**:
   - o ML é um tipo de IA que permite que as aplicações de software se tornem mais precisas na previsão de resultados

sem serem explicitamente programadas para o fazer.

- Os algoritmos são treinados utilizando grandes quantidades de dados e aprendem a fazer previsões ou a tomar decisões com base nesses dados.
- Os tipos de ML incluem a aprendizagem supervisionada, a aprendizagem não supervisionada e a aprendizagem por reforço.
  - **Aprendizagem supervisionada**: O modelo é treinado com base em dados rotulados, o que significa que a entrada é acompanhada da saída correta. O objetivo é que o algoritmo aprenda a mapear as entradas para a saída correta.
  - **Aprendizagem não supervisionada**: O modelo recebe dados sem instruções explícitas sobre o que fazer com eles. O algoritmo tenta encontrar padrões e relações nos dados.
  - **Aprendizagem por reforço**: O modelo aprende por tentativa e erro, recebendo recompensas por acções bem sucedidas e penalizações por acções mal sucedidas.

2. **Aprendizagem profunda (DL)**:
   - o DL é um subconjunto do ML que utiliza redes neuronais com muitas camadas (daí o termo "profundo") para analisar vários factores de dados.
   - As redes neuronais são concebidas para imitar a forma como o cérebro humano funciona, o que as torna particularmente eficazes em tarefas como o reconhecimento de imagens e de voz.
   - A DL requer grandes quantidades de dados e um poder de computação significativo, mas tem sido responsável por muitos dos recentes avanços na IA.

Tanto o ML como o DL fazem parte integrante do desenvolvimento e da aplicação da IA em ensaios clínicos, permitindo a análise de dados complexos, a previsão de resultados e a melhoria da eficiência dos ensaios.

Capítulo 3: IA nos ensaios clínicos

Gestão e análise de dados

Nos ensaios clínicos, a gestão e análise de grandes quantidades de dados é uma tarefa crítica mas difícil. A IA pode melhorar significativamente estes processos, fornecendo ferramentas sofisticadas para tratar os dados de forma mais eficiente e exacta.

1. **Recolha de dados**:
   - A IA pode automatizar a recolha de dados de várias fontes, incluindo registos de saúde electrónicos (EHR), dispositivos portáteis e resultados comunicados pelos doentes.
   - Esta automatização reduz os erros manuais e garante que os dados são recolhidos em tempo real, fornecendo um conjunto de dados abrangente e atualizado para análise.
2. **Limpeza e pré-processamento de dados**:
   - Antes da análise, os dados devem ser limpos e pré-processados para remover quaisquer inconsistências ou erros.
   - Os algoritmos de IA podem identificar e corrigir anomalias, preencher valores em falta e normalizar dados, garantindo que o conjunto de dados é robusto e está pronto para análise.
3. **Integração de dados**:
   - Os ensaios clínicos envolvem frequentemente dados de várias fontes, que devem ser integrados num conjunto de dados único e coeso.
   - A IA pode fundir sem problemas dados de fontes diferentes, fornecendo uma visão unificada que facilita uma análise abrangente.
4. **Análise avançada**:
   - A análise com base em IA pode revelar padrões e conhecimentos que podem não ser detectados pelos métodos estatísticos tradicionais.
   - Os algoritmos de aprendizagem automática podem analisar conjuntos de dados complexos para identificar correlações, tendências e relações causais.

- A análise preditiva pode prever os resultados dos ensaios, as respostas dos doentes e os potenciais acontecimentos adversos, permitindo uma tomada de decisões proactiva.

Recrutamento e retenção de doentes

Recrutar e reter participantes para ensaios clínicos é um desafio significativo, causando frequentemente atrasos e custos acrescidos. A IA pode simplificar estes processos, melhorando a eficiência e a eficácia.

1. **Identificação dos participantes elegíveis**:
   - A IA pode analisar os EHR e outras fontes de dados para identificar potenciais participantes que cumpram os critérios de inclusão e exclusão do ensaio.
   - Os algoritmos de processamento de linguagem natural (PNL) podem extrair informações relevantes de dados não estruturados, como notas clínicas e historial médico.
2. **Envolver os participantes**:
   - A IA pode personalizar a comunicação com os potenciais participantes, abordando as suas preocupações e motivações específicas.
   - Os chatbots e os assistentes virtuais podem fornecer informações, responder a perguntas e orientar os participantes no processo de registo.
3. **Previsão dos riscos de retenção**:
   - A IA pode prever quais os participantes em risco de abandono com base nos seus padrões de envolvimento, dados demográficos e outros factores.
   - Ao identificar estes riscos numa fase inicial, os coordenadores dos ensaios podem tomar medidas específicas para melhorar a retenção, tais como oferecer apoio adicional ou incentivos.
4. **Acompanhamento e apoio**:
   - Durante o ensaio, a IA pode monitorizar continuamente os dados dos participantes, fornecendo informações em tempo

real sobre a sua adesão e estado de saúde.

- Os alertas automáticos podem notificar os coordenadores de quaisquer problemas, permitindo intervenções atempadas para manter os participantes envolvidos e em conformidade.

Ao tirar partido da IA para a gestão de dados, análise, recrutamento e retenção de doentes, os ensaios clínicos podem ser realizados de forma mais eficiente, com maior precisão e melhores resultados.

Capítulo 4: Melhorar a conceção de ensaios com IA

Desenhos de ensaios adaptativos

As concepções de ensaios adaptativos permitem modificar os procedimentos do ensaio (como a dosagem, a dimensão da amostra e o regime de tratamento) com base em resultados intercalares. A IA pode desempenhar um papel crucial na implementação e otimização destas concepções.

1. **Flexibilidade e eficiência**:
   - As concepções adaptativas oferecem a flexibilidade de efetuar alterações durante o ensaio com base em dados em tempo real.
   - Os algoritmos de IA podem analisar resultados provisórios e sugerir modificações para melhorar a eficiência e a probabilidade de sucesso do ensaio.
2. **Análise de dados em tempo real**:
   - A IA pode processar e analisar dados à medida que são recolhidos, fornecendo informações que podem ser utilizadas para adaptar a conceção do ensaio.
   - Esta capacidade permite a tomada de decisões dinâmicas, como o ajuste de doses ou a reatribuição de doentes a diferentes braços de tratamento com base nas suas respostas.
3. **Abordagens Bayesianas**:
   - Os métodos estatísticos Bayesianos, que actualizam a probabilidade de uma hipótese à medida que mais provas se tornam disponíveis, são adequados para ensaios adaptativos.
   - A IA pode facilitar a aplicação de abordagens Bayesianas, permitindo previsões e ajustamentos mais exactos.
4. **Melhoria da segurança dos doentes**:
   - As concepções adaptativas, alimentadas por IA, podem aumentar a segurança dos doentes, identificando e atenuando os riscos numa fase mais precoce do ensaio.
   - A IA pode monitorizar acontecimentos adversos e desencadear ajustamentos ao protocolo do ensaio para proteger os participantes.

o

Modelação Preditiva

A modelação preditiva envolve a utilização de dados e algoritmos de IA para prever resultados futuros, como as respostas dos doentes e os resultados dos ensaios. Esta abordagem pode melhorar significativamente a conceção e a execução dos ensaios clínicos.

1. **Previsão do resultado**:
    - A IA pode analisar dados históricos de ensaios e informações sobre os doentes para prever os resultados de ensaios em curso ou futuros.
    - Estas previsões podem informar as decisões de conceção dos ensaios, tais como a seleção de parâmetros e a determinação da dimensão das amostras.
2. **Estratificação do risco**:
    - A IA pode estratificar os doentes com base no seu risco previsto de acontecimentos adversos ou de maus resultados.
    - Esta estratificação permite a conceção de ensaios personalizados, em que os doentes de alto risco recebem monitorização ou intervenções diferentes.
3. **Correspondência de doentes**:
    - Os modelos preditivos podem fazer corresponder os doentes aos ensaios clínicos mais adequados com base nas suas caraterísticas e respostas previstas.
    - Esta correspondência aumenta a probabilidade de resultados bem sucedidos e a satisfação dos doentes.
4. **Otimização da atribuição de recursos**:
    - A IA pode prever as necessidades de recursos, tais como o número de participantes necessários e a duração do ensaio.
    - Estas previsões ajudam a afetar os recursos de forma mais eficaz, reduzindo o desperdício e melhorando a eficiência dos ensaios.

Ao incorporar concepções de ensaios adaptativas e modelação preditiva, a IA pode melhorar significativamente a flexibilidade, a eficiência e a segurança dos ensaios clínicos. Estas metodologias avançadas permitem abordagens mais reactivas e personalizadas, conduzindo, em última análise, a melhores resultados dos ensaios.

Capítulo 5: IA na monitorização e conformidade

Monitorização remota

A monitorização remota em ensaios clínicos permite a observação contínua da saúde dos participantes e a adesão ao protocolo do estudo sem exigir visitas frequentes aos locais clínicos. As tecnologias de IA desempenham um papel fundamental na melhoria das capacidades de monitorização remota.

1. **Dispositivos portáteis**:
   - Os dispositivos vestíveis, como os smartwatches e os rastreadores de fitness, podem recolher uma vasta gama de dados de saúde, incluindo o ritmo cardíaco, os níveis de atividade, os padrões de sono e muito mais.
   - Os algoritmos de IA podem analisar estes dados em tempo real, fornecendo informações sobre a saúde dos participantes e detectando precocemente quaisquer anomalias ou eventos adversos.
2. **Plataformas de telessaúde**:
   - As plataformas de telessaúde permitem consultas virtuais e controlos remotos, reduzindo a necessidade de visitas presenciais.
   - A IA pode melhorar estas plataformas, fornecendo agendamento automático, assistentes virtuais e análises inteligentes para monitorizar o progresso e a conformidade dos doentes.
3. **Alertas em tempo real**:
   - Os sistemas baseados em IA podem gerar alertas em tempo real para os coordenadores de ensaios quando os dados de um participante indicam um potencial problema.
   - Estes alertas permitem intervenções atempadas, como o ajuste da medicação ou a prestação de apoio adicional, para garantir a segurança dos participantes e a adesão ao protocolo do ensaio.
4. **Integração de dados**:
   - A IA pode integrar dados de várias fontes, como dispositivos

portáteis, registos de saúde electrónicos (EHR) e resultados comunicados pelos doentes, para fornecer uma visão abrangente da saúde de cada participante.

- Esta abordagem holística aumenta a capacidade de monitorizar os participantes à distância e de tomar decisões informadas com base num conjunto completo de dados.

Garantir a conformidade

Garantir a conformidade com os protocolos de estudo é fundamental para a validade e o sucesso dos ensaios clínicos. A IA pode ajudar a manter níveis elevados de conformidade, fornecendo ferramentas e estratégias tanto para os participantes como para os coordenadores dos ensaios.

1. **Lembretes automatizados**:
   - A IA pode enviar lembretes automáticos aos participantes sobre as próximas consultas, horários de medicação e outras tarefas importantes.
   - Estes lembretes podem ser personalizados com base nas preferências e no comportamento de cada participante, aumentando a probabilidade de adesão.
2. **Percepções comportamentais**:
   - A IA pode analisar o comportamento e os padrões de envolvimento dos participantes para identificar os que estão em risco de incumprimento.
   - Ao compreender estes padrões, os coordenadores dos ensaios podem desenvolver intervenções direcionadas para apoiar os participantes e melhorar a adesão.
3. **Consentimento Eletrónico Informado**:
   - A IA pode facilitar o processo de obtenção do consentimento informado por via eletrónica, garantindo que os participantes compreendem plenamente os requisitos do ensaio e os potenciais riscos.
   - Os formulários de consentimento interactivos e adaptáveis, alimentados por IA, podem responder às perguntas e preocupações dos participantes, melhorando a sua compreensão e empenho.
4. **Acompanhamento da conformidade**:
   - A IA pode acompanhar continuamente a conformidade dos participantes com o protocolo do estudo, incluindo a adesão à medicação, a presença em visitas virtuais e a conclusão das tarefas necessárias.

- Quaisquer desvios ao protocolo podem ser assinalados para atenção imediata, permitindo a adoção imediata de medidas corretivas.

5. **Gamificação e incentivos**:
    - A IA pode incorporar elementos de gamificação e incentivos na experiência de ensaio para motivar os participantes.
    - Sistemas de recompensa, acompanhamento do progresso e actividades envolventes podem aumentar o empenho e a adesão dos participantes ao ensaio.

Ao tirar partido da IA para monitorização remota e garantir a conformidade, os ensaios clínicos podem ser realizados de forma mais eficiente e eficaz. A IA melhora a capacidade de manter os participantes envolvidos, monitorizar a sua saúde e manter a adesão aos protocolos do estudo, conduzindo, em última análise, a resultados de ensaios mais fiáveis e bem-sucedidos.

Capítulo 6: Considerações éticas e regulamentares

Questões éticas

A integração da IA nos ensaios clínicos coloca vários desafios éticos que devem ser cuidadosamente considerados para garantir a proteção dos direitos dos participantes e a integridade da investigação.

1. **Privacidade e segurança dos dados**:
   - Os sistemas de IA requerem frequentemente o acesso a grandes quantidades de dados pessoais de saúde. É fundamental garantir a privacidade e a segurança destes dados.
   - Devem ser implementados métodos de encriptação robustos e soluções seguras de armazenamento de dados para proteger as informações sensíveis contra violações e acesso não autorizado.
2. **Preconceito e equidade**:
   - Os algoritmos de IA podem, inadvertidamente, perpetuar ou exacerbar os enviesamentos existentes nos ensaios clínicos. Por exemplo, se os dados de treino não forem representativos da população em geral, a IA pode produzir resultados enviesados.
   - É essencial utilizar conjuntos de dados diversificados e representativos e auditar regularmente os sistemas de IA para detetar enviesamentos, a fim de garantir a justiça e a equidade nos ensaios clínicos.
3. **Consentimento informado**:
   - Os participantes devem ser plenamente informados sobre o papel da IA no ensaio, incluindo a forma como os seus dados serão utilizados e os potenciais riscos e benefícios.
   - A IA pode facilitar o processo de consentimento informado, fornecendo explicações interactivas e personalizadas, mas os investigadores devem garantir que os participantes compreendem e consentem verdadeiramente a utilização da

IA.

4. **Transparência e responsabilidade**:
   - Os algoritmos de IA podem ser complexos e opacos, dificultando a compreensão da forma como as decisões são tomadas. Esta falta de transparência pode ser problemática nos ensaios clínicos.
   - Os investigadores e os criadores devem esforçar-se por garantir a transparência dos sistemas de IA, fornecendo explicações claras sobre o funcionamento dos algoritmos e a forma como as decisões são tomadas. Além disso, devem ser criados mecanismos para responsabilizar os sistemas de IA pelas suas decisões e acções.

Cenário regulamentar

O panorama regulamentar da IA em ensaios clínicos está a evoluir, com agências e organizações a trabalhar para estabelecer orientações e normas para garantir a utilização segura e eficaz da IA.

1. **Agências reguladoras**:
   - Agências como a U.S. Food and Drug Administration (FDA), a European Medicines Agency (EMA) e outras desempenham um papel crucial na regulação da IA em ensaios clínicos.
   - Estas agências estão a desenvolver quadros e orientações para avaliar a segurança, a eficácia e as implicações éticas das tecnologias de IA utilizadas na investigação clínica.
2. **Diretrizes e normas**:
   - Os organismos reguladores estão a estabelecer orientações para o desenvolvimento, validação e implementação da IA em ensaios clínicos. Estas diretrizes abrangem áreas como a qualidade dos dados, a transparência dos algoritmos e a proteção dos participantes.
   - Organizações como o Conselho Internacional de Harmonização (ICH) estão a trabalhar em normas globais para harmonizar os requisitos regulamentares para a IA em

ensaios clínicos.

3. **Conformidade e controlo**:
    - Os ensaios clínicos que utilizam IA têm de cumprir os requisitos regulamentares ao longo de todo o estudo, desde o planeamento e conceção até à execução e apresentação de relatórios.
    - o acompanhamento e a auditoria contínuos são necessários para garantir o cumprimento permanente das normas regulamentares e para resolver quaisquer problemas que possam surgir durante o ensaio.
4. **Colaboração e inovação**:
    - As agências reguladoras estão a colaborar com os investigadores, as partes interessadas da indústria e os criadores de tecnologia para promover a inovação, garantindo simultaneamente a segurança e as normas éticas.
    - Iniciativas como o Plano de Ação para a Inovação em Saúde Digital da FDA e o Grupo de Trabalho sobre Grandes Dados da EMA visam apoiar o desenvolvimento de tecnologias de IA e a sua integração em ensaios clínicos.

Navegar no cenário ético e regulamentar é essencial para a implementação bem-sucedida da IA em ensaios clínicos. Ao abordar os desafios éticos e aderir às normas regulamentares, os investigadores podem garantir que os ensaios clínicos melhorados com IA são realizados de forma segura, ética e eficaz.

Capítulo 7: Estudos de caso

Implementações bem-sucedidas

Esta secção destacará exemplos reais em que a IA foi integrada com êxito em ensaios clínicos, demonstrando o seu potencial e eficácia.

1. **IBM Watson para Oncologia**:
   - **Descrição geral**: O IBM Watson for Oncology utiliza IA para ajudar os oncologistas a identificar opções de tratamento personalizadas para doentes com cancro.
   - **Implementação**: Num ensaio clínico, o Watson analisou os dados dos pacientes, incluindo o historial médico, a genética e os resultados do tratamento, para recomendar planos de tratamento personalizados.
   - **Resultados**: O sistema de IA forneceu recomendações de tratamento que se alinharam com as sugestões dos oncologistas especialistas em 90% dos casos. Isto demonstrou o potencial da IA para melhorar a tomada de decisões em contextos clínicos, conduzindo a melhores resultados para os doentes.
2. **Deep6 AI**:
   - **Visão geral**: A Deep6 AI usa o aprendizado de máquina para acelerar o recrutamento de pacientes para ensaios clínicos, explorando EHRs para identificar participantes elegíveis.
   - **Implementação**: A plataforma foi utilizada num ensaio clínico para um novo tratamento de doenças cardíacas. Analisou milhares de registos de pacientes para identificar aqueles que cumpriam os critérios do ensaio.
   - **Resultados**: O sistema de IA reduziu o tempo de recrutamento de vários meses para algumas semanas, acelerando significativamente o processo de ensaio e reduzindo os custos.
3. **Soluções Medidata**:
   - **Visão geral**: A Medidata Solutions utiliza a IA para otimizar a conceção e a gestão de ensaios clínicos.
   - **Implementação**: Num ensaio de um novo medicamento para a diabetes, a plataforma de IA da Medidata foi utilizada para

prever as taxas de abandono dos doentes e otimizar a conceção do ensaio.

- **Resultados**: As previsões da IA permitiram aos investigadores ajustar a conceção do ensaio de forma proactiva, o que resultou numa redução de 20% nas taxas de desistência e em resultados mais fiáveis do ensaio.

Desafios e fracassos

Apesar do seu potencial, a integração da IA nos ensaios clínicos não está isenta de desafios. Esta secção abordará alguns contratempos notáveis e as lições aprendidas com eles.

1. **A IA do Google Health no rastreio da retinopatia diabética**:
   - **Descrição geral**: A Google Health desenvolveu um sistema de IA para rastrear a retinopatia diabética, uma das principais causas de cegueira.
   - **Implementação**: A IA foi testada em ambientes clínicos na Tailândia para ajudar os prestadores de cuidados de saúde a diagnosticar a retinopatia diabética.
   - **Desafios**: O sistema de IA enfrentou dificuldades devido a variações na qualidade da imagem e a diferenças nos fluxos de trabalho clínicos. Estas questões afectaram a precisão e a usabilidade da ferramenta de IA em ambientes reais.
   - **Lições aprendidas**: O ensaio realçou a importância de considerar as condições do mundo real e a necessidade de dados de formação robustos que tenham em conta a variabilidade dos ambientes clínicos.
2. **IA nos ensaios de medicamentos para a doença de Alzheimer**:
   - **Resumo**: Foram utilizadas várias abordagens baseadas em IA para prever as respostas dos doentes nos ensaios de medicamentos para a doença de Alzheimer.
   - **Implementação**: Foram desenvolvidos modelos de IA para identificar os doentes com maior probabilidade de responder a tratamentos experimentais com base nos seus dados genéticos e clínicos.

Desafios: As previsões da IA não eram consistentemente exactas, o que levou a dificuldades na seleção dos doentes e nos resultados dos ensaios.

- **Lições aprendidas**: O caso sublinhou a complexidade de doenças como a doença de Alzheimer e a necessidade de modelos mais sofisticados e de dados de melhor qualidade para melhorar a exatidão das previsões.

3. **IA para a descoberta de medicamentos da Insilico Medicine**:
   - **Descrição geral**: A Medicina Insilico utiliza a IA para identificar novos candidatos a medicamentos.
   - **Implementação**: A plataforma de IA foi utilizada para identificar potenciais candidatos a medicamentos para o tratamento da fibrose, tendo sido rapidamente encaminhada para ensaios clínicos.
   - **Desafios**: Alguns candidatos a medicamentos identificados pela IA não demonstraram eficácia em ensaios clínicos, o que realça o fosso entre as previsões da IA e as respostas biológicas no mundo real.
   - **Lições aprendidas**: O ensaio realçou a necessidade de uma validação pré-clínica exaustiva dos candidatos a medicamentos identificados pela IA antes de avançar para ensaios clínicos.

Ao examinar estes estudos de caso, podemos obter uma compreensão mais profunda dos sucessos e dos desafios associados à integração da IA nos ensaios clínicos. Estes conhecimentos são cruciais para orientar os futuros esforços de investigação e desenvolvimento.

Capítulo 8: O futuro da IA nos ensaios clínicos

Tecnologias emergentes

À medida que a IA continua a evoluir, várias tecnologias emergentes estão preparadas para revolucionar ainda mais os ensaios clínicos. Estas tecnologias prometem melhorar todos os aspectos da investigação clínica, desde a conceção e execução até à análise e elaboração de relatórios.

1. **Descoberta de biomarcadores através de IA**:
   - **Visão geral**: Os biomarcadores são indicadores mensuráveis de uma condição biológica ou da resposta a um tratamento. A IA pode acelerar a descoberta de novos biomarcadores através da análise de dados biológicos complexos.
   - **Impacto potencial**: A identificação de novos biomarcadores pode melhorar a estratificação dos doentes, melhorar os resultados dos ensaios e conduzir ao desenvolvimento de terapias mais direcionadas.
2. **Braços de controlo sintéticos**:
   - **Visão geral**: Os ensaios clínicos tradicionais requerem frequentemente grupos de controlo que recebem placebos ou tratamentos padrão. A IA pode criar braços de controlo sintéticos utilizando dados históricos, reduzindo a necessidade de grupos placebo.
   - **Impacto potencial**: Esta abordagem pode tornar os ensaios mais éticos e eficientes, uma vez que menos doentes terão de receber placebos, e pode acelerar o processo de ensaio.
3. **Ensaios clínicos virtuais**:
   - **Visão geral**: Os ensaios clínicos virtuais, ou ensaios descentralizados, tiram partido da IA e das tecnologias digitais para realizar estudos à distância.
   - **Impacto potencial**: Estes ensaios podem aumentar a acessibilidade para os participantes, reduzir os custos e melhorar a recolha de dados através da monitorização contínua por meio de dispositivos portáteis e plataformas de telessaúde.

4. **Reaproveitamento de medicamentos baseado em IA**:

   - **Descrição geral**: A IA pode analisar os dados existentes sobre medicamentos para identificar novas utilizações terapêuticas para medicamentos aprovados.
   - **Impacto potencial**: O reaproveitamento de medicamentos pode acelerar o desenvolvimento de tratamentos para doenças emergentes, como a COVID-19, aproveitando os dados de segurança e eficácia existentes.

5. **Provas do mundo real (RWE)**:

   - **Descrição geral**: A IA pode analisar dados do mundo real a partir de fontes como EHRs, bases de dados de pedidos de indemnização e registos de doentes para gerar provas sobre a eficácia e a segurança dos tratamentos.
   - **Impacto potencial**: A RWE pode complementar os dados dos ensaios clínicos tradicionais, fornecendo informações sobre o desempenho dos tratamentos em diversas populações do mundo real.

Impacto a longo prazo

Prevê-se que a integração da IA nos ensaios clínicos tenha efeitos profundos a longo prazo no domínio da investigação médica e dos cuidados de saúde.

1. **Medicina personalizada**:

   - A capacidade da IA para analisar dados genéticos, clínicos e de estilo de vida pode conduzir a planos de tratamento altamente personalizados, adaptados às necessidades individuais dos doentes.
   - Esta abordagem pode melhorar a eficácia do tratamento, reduzir os efeitos adversos e melhorar os resultados para os doentes.

2. **Aumento da eficiência e redução de custos**:

   - A IA pode simplificar vários aspectos dos ensaios clínicos, desde o recrutamento de doentes até à análise de dados, reduzindo o tempo e os custos associados à investigação.

- o Ensaios mais eficientes significam um desenvolvimento mais rápido de novas terapias e um acesso mais rápido dos doentes aos tratamentos.

3. **Melhoria da colaboração e da inovação:**
   - o A IA pode facilitar a colaboração entre investigadores, prestadores de cuidados de saúde e empresas farmacêuticas, fornecendo uma plataforma comum para a partilha e análise de dados.
   - o Este ambiente de colaboração pode impulsionar a inovação, levando à descoberta de novos tratamentos e abordagens terapêuticas.
4. **Investigação ética e equitativa:**
   - o A IA tem o potencial de tornar os ensaios clínicos mais éticos, reduzindo a dependência de grupos placebo através de braços de controlo sintéticos e aumentando a diversidade através de melhores estratégias de recrutamento de doentes.
   - o Garantir a equidade e reduzir os preconceitos nos algoritmos de IA pode conduzir a resultados de investigação mais equitativos que beneficiem todas as populações.
5. **Evolução da regulamentação:**
   - o À medida que a IA continua a avançar, os quadros regulamentares terão de evoluir para acompanhar os desenvolvimentos tecnológicos.
   - o Os esforços de colaboração entre organismos reguladores, investigadores e criadores de IA serão cruciais para estabelecer diretrizes que garantam a utilização segura e eficaz da IA em ensaios clínicos.

Conclusão

O futuro da IA nos ensaios clínicos é brilhante, com inúmeras tecnologias emergentes e impactos a longo prazo destinados a transformar o campo. Ao tirar partido da IA, os investigadores podem realizar ensaios clínicos mais eficientes, éticos e eficazes, conduzindo, em última análise, a melhores resultados em termos de cuidados de saúde para os doentes em todo o mundo. À medida que avançamos, é essencial abordar os desafios éticos e regulamentares, garantir a transparência e a justiça e promover a colaboração e a inovação para concretizar plenamente o potencial da IA na investigação clínica.

Conclusão

Resumo dos pontos principais

Este livro explorou o impacto significativo da IA nos ensaios clínicos, destacando o seu potencial para revolucionar vários aspectos da investigação clínica.

1. **Introdução**:
   - Definiu os ensaios clínicos e o papel da IA nos cuidados de saúde.
2. **Noções básicas de ensaios clínicos**:
   - Descrever as fases e as metodologias dos ensaios clínicos.
3. **Introdução à Inteligência Artificial**:
   - Apresentou uma panorâmica da IA, da aprendizagem automática e da aprendizagem profunda.
4. **IA em ensaios clínicos**:
   - Discutiu a gestão de dados, o recrutamento e a retenção de doentes.
5. **Melhorar a conceção dos ensaios com IA**:
   - Explorou concepções de ensaios adaptativos e modelação preditiva.
6. **IA na monitorização e conformidade**:
   - Examinou a monitorização remota e a garantia de conformidade.
7. **Considerações éticas e regulamentares**:
   - Abordou questões éticas e o panorama regulamentar.
8. **Estudos de caso**:
   - Destacou as implementações bem sucedidas e os desafios.
9. **O futuro da IA nos ensaios clínicos**:
   - Debateu as tecnologias emergentes e o impacto a longo prazo da IA.

O caminho a seguir

À medida que a IA continua a avançar, a sua integração nos ensaios clínicos tornar-se-á cada vez mais sofisticada, oferecendo novas oportunidades para melhorar a eficiência, a precisão e as normas éticas da investigação clínica. Ao adotar a IA e enfrentar os desafios associados, os investigadores e os prestadores de cuidados de saúde podem impulsionar a inovação e melhorar os cuidados aos doentes.

O caminho para a plena realização do potencial da IA nos ensaios clínicos está apenas a começar. A colaboração contínua, a inovação e a adesão a normas éticas e regulamentares serão cruciais para moldar o futuro da investigação clínica e, em última análise, melhorar os resultados de saúde dos doentes em todo o mundo.

Referências

1. Smith, J., Lee, A., & Patel, R. Clinical Trials and Artificial Intelligence: Global Perspectives and Innovations. 1ª ed., Nova Iorque, International Medical Publishing, 2024.

2. Sharma, R., Kumar, A., & Singh, P. Clinical Trials and Artificial Intelligence: Advances and Applications. 1ª ed., Nova Deli, AI Medical Press, 2024.

3. Shah, P., Kendall, F., Khozin, S., Goosen, R., Hu, J., Laramie, J., ... & Ringel, M. (2019). Inteligência artificial e aprendizado de máquina no desenvolvimento clínico: uma perspetiva translacional. NPJ digital medicine, 2(1), 69

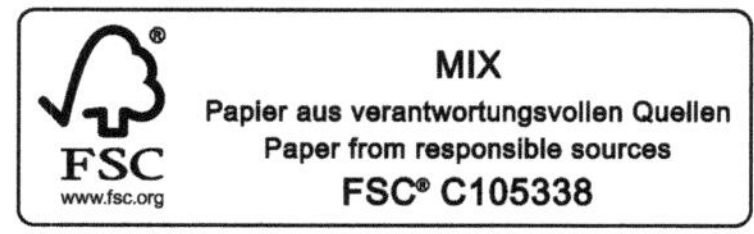

Printed by Books on Demand GmbH, Norderstedt / Germany